" Engelen in de vallei"

Door Patti SassyAngel Chiappa

Dit boek is opgedragen aan alle engelen die een hart vol van geloof , ook al gaan er door hun eigen vallei. Voor alle prachtige zorgverleners die te stimuleren , liefde en geven . Voor mijn lieve vrienden en geliefden die hun strijd tegen kanker hebben verloren . Mijn grote tante Viola , oom Walter , oom Willie , oom Al, oom Joe , Diana , Kyle , Sherry , opa Fred en mijn geliefde vader Bernie , tante Dot , grote oma , tante Roberta , je bent mijn engelen in de hemel . Voor tante Dot en Jane die nog steeds vechten er moedige strijd . Uw moed , kracht en licht zal altijd een deel van mij. Dank u voor het zijn een ware inspiratie . Voor mijn dierbaren die me over het idee voor dit boek aangemoedigd . Dank u voor uw steun , geduld en luisterend oor . Dit boek is voor jullie allemaal. Kunnen deze teksten , gedichten en gebeden , brengt u rust en comfort . Een deel van de opbrengst van dit boek zal worden gedoneerd aan het Dana Farber Fonds .

Chapter One

" Maar je dode , zal leven . Hun lichamen zullen stijgen . U die in het stof woont wakker en juichen . Uw dauw is als de dauw van de ochtend. De aarde zal bevallen van haar dood . " Jesaja 26:19

De eerste keer hoorde ik het woord kanker ik vier jaar oud was . Ik wist niet wat het woord betekende , maar ik wist dat er veel pijn die ermee verbonden zijn . Het was mijn vierde verjaardag . Mijn familie had verzameld rond mijn verjaardagstaart . Ik herinner me als ik blies de kaarsjes uit mijn grote tante met haar zachte blauwe ogen en zachte glimlach begon te huilen . "Ik heb borstkanker . " Zei ze .

Ik herinner me nog duidelijk op zoek in de kamer naar gezichten van mijn familie lid die net vol vreugde nu op zoek verloren , boos en vol ongeloof waren .

Ik herinner me draaien aan mijn oudtante . Een vrouw die zo spiritueel , zo mooi , zo zacht , dat ik eigenlijk dacht dat ze een engel was en zei: " Wat is kanker ? " Mijn oudtante de vrouw die me over het gebed , geloof en vergeving geleerd , nam me bij mijn kleine hand en huilend zei:" Kanker is een manier waarop God brengt ons dichter bij hem . Het is een manier die God ons leert te vertrouwen op ons geloof . Het is een manier die God laat ons zien hoe sterk we echt zijn . Kanker , schat is een ziekte die mensen ziek maakt , maar ook maakt ze geniet van elk moment , elke zonsopgang, elke zonsondergang , elk liedje ze horen , elke glimlach ze zien, elke knuffel ze geven en ontvangen , elke kus , elke dag. "

Ik keek naar mijn tante en vroeg: " Bent u gaat sterven ? " Mijn tante antwoordde :" Ik kan deze aarde verlaten, maar als ik dat doe , wil ik niet dat je verdrietig , want toen ik de aarde verlaat zal ik mijn nieuwe leven te beginnen met Jezus in de hemel . "

" Toen Jezus kwam de heersers huis en zag de pijpers en de luidruchtige menigte zei hij:" Ga weg, het meisje is niet dood , maar slaapt , maar ze lachten hem uit . Nadat de menigte was buiten gezet ging hij in en nam het meisje bij de hand en ze opstond . " Mattheüs 9 : 23-9 : 25

Na mijn vierde verjaardag van mijn oudtante belandde in het ziekenhuis. Ze begon het ontvangen van chemo behandeling. Ze had gewicht , haar haar , en haar energie haar mooie geest verloren, maar niet . Ik weet nog goed hoe wanneer ik haar zag ze zou me aan het lachen . Haar lichaam was veranderd , maar niet haar mooie glimlach , haar liefdevolle persoonlijkheid , en haar zachte hart . Ik zag hoe mijn familie het beest, genaamd kanker door middel van geloof, gebed en saamhorigheid had overwonnen . Zelfs op jonge leeftijd begon ik te begrijpen dat kanker kan nooit beroven herinneringen , de geest van een persoon, de liefde van familie en vrienden , maar bovenal het geloof van een persoon. Ik begreep dat Jezus door een persoon zou staan door middel van goed en slecht, regen of zonneschijn , angst of geloof.

De belangrijkste les die ik geleerd van mijn tante was dezelfde God op de berg was dezelfde God in de vallei . Ik zag God door de ogen van mijn tante . Ik zag bij haar meest wanhopige tijd van nood dat toen ze werd uitreiken naar God , dat hij zo terug bereiken . " God zal je nooit verlaten . " , Zei ze tegen me de laatste keer dat ik haar ooit zag . " Wat er ook gebeurt God zal je nooit verlaten . '

De nacht voor mijn tante stierf had ik een mooie droom . Ik werd overspoeld door rust en comfort toen ik zag mijn mooie tante gezond en gelukkig lopen arm en arm met Jezus . Mijn tante droeg een lange , vloeiende , witte jurk . Haar haar was vol en dik en in kleine krullen . Mijn tante glimlachte naar me te zeggen: " Door Zijn striemen ben ik genezen ' . Ze kuste me vervolgens op het hoofd .

Ik zei: " Bye tante . " De volgende nacht mijn oma en mijn peetvader zag hoe mijn oudtante neem haar laatste adem .

De dag dat we begroef mijn oudtante het was een mooie lentedag . Nieuwe knoppen bloeide op bomen , parfum van seringen en rozen doorspekt de lucht , en een heldere gele zon verwarmde onze gezichten . Ik was zeven . Drie jaar lang mijn familie was ironisch gebonden nog sterker door kanker. We hadden geleerd om elke dag te tellen , hoe op te offeren te maken , maar vooral hoe belangrijk het was om te bidden als een familie .

Het was 23 april 1981 en we zeiden onze laatste afscheid van een vrouw die ons geïnspireerd om het leven van elke dag tot zijn recht. Het was de strijd van mijn tante met kanker die mij de betekenis van deze tekst geleerd. Uit Lucas 12 : 8 " . Ik vertel je wie me ooit erkent voordat de mens de zoon van de man zal ook hem erkennen voor de engelen van God" 23 april 1981 , heb ik niet huilen voor mijn tante , want ik wist dat ze had achtergelaten deze aarde, maar had haar nieuwe leven begon met Jezus . Mijn tante Viola had nooit opgegeven op het gebed , nooit bitter of boos werd , of de schuld God voor haar ziekte . Ze eigenlijk dankte God voor het toestaan van haar om te leren dat kanker haar geleerd hoe sterk te zijn , en geniet van elk moment van het leven met uw dierbaren .

Hoofdstuk twee

" Wat er ook gebeurt houden standvastig in vastberadenheid om gewoon vasthouden aan God. 'St. Franciscus van Sales .

Mijn grootvader Frederik was mijn held . Als jongeman werkte hij verkopen pretzels in Madison Square Garden voor een paar centen per dag. Hij was een strenge Duitse met een vechtlust . Hij was een verzorger , een verpleger tijdens de Tweede Wereldoorlog . Een man die alles zou opofferen voor zijn vrouw . Een vader die gewijd was . Een grootvader vol prachtige advies , een vriend voor iedereen. Hij was ook de tweede persoon die dicht bij me , dat werd getroffen door kanker.

Mijn grootvader Fred werd gediagnosticeerd met maagkanker in de late jaren 1980 . Toen hij werd gediagnosticeerd we gewoon niet zouden accepteren. Mijn grootvader was de patriarch van onze familie . Hij was een sterke , dappere man die groter zijn dan het leven was met zijn hartelijke lach , en bulderende stem . Hij was een krijger .

Het was omdat mijn grootvader , was deze sterke mannelijke man die onze familie kon gewoon niet accepteren dat zijn kanker cellen had beweerd . We samen als een gezin de oorlog verklaard aan mijn grootvader kanker .

We veranderden dieet van mijn grootvader , probeerde alle alternatieve geneesmiddelen , gebeden , en gaf mijn grootvader kanker over aan God. We zouden gewoon niet laten kanker beweren hem . Opa was net zo vastbesloten om bij ons blijven als we waren vastbesloten houden hem hier . Hij was te koppig om te laten kanker neemt hem weg van zijn familie . Opa bracht zijn dagen door het verbergen van zijn pijn van ons , zodat we niet bang zijn .

We brachten onze dagen geeft opa een reden om hier te blijven .

" Sterkte wordt geboren in de diepe stilte van lankmoedigheid harten, niet temidden van vreugde . ' Felicia Hemans .

Het was net voor Thanksgiving toen mijn grootvader had een deel van zijn dikke darm verwijderd . De artsen hadden ons gewaarschuwd dat hij de operatie niet kan overleven . Maar we lachten in het gezicht van hun waarschuwing . Ze wisten niet hoe groot onze God was of hoe sterk mijn grootvader was . De dag kwam voor de operatie van mijn grootvader . De hele familie en onze pastor verzamelden zich bij het ziekenhuis. We brachten zeven uur bidden terwijl mijn grootvader ging onder het mes .

Bijna acht uur verstreken toen een vermoeide en vermoeide chirurg liep het of met tranen in zijn ogen zei: " Hij maakte het , hij maakte het." , In een vrolijke stem.

Toen we zagen mijn grootvader in de verkoeverkamer in een paard en groggy stem zei hij: " Ik heb honger " .

We wisten op dat moment opa ging ok.

Onze familie vierden Thanksgiving dat jaar op een Long Island ziekenhuis. We aten Thanksgiving diner off van plastic trays ziekenhuis , maar het was onze beste Thanksgiving ooit . Mijn grootvader terug naar huis slechts drie dagen na een grote operatie verbazingwekkend al zijn artsen.

Het was een arts in het bijzonder die diep was geraakt door de overwinning van mijn grootvader . Een joodse man , had hij het idee dat Jezus bestond al zijn leven tot hij ontmoette mijn opa afgewezen . Zo ontroerd door het wonder dat hij zag had , deze arts ondervraagd mijn grootvader over zijn feilloze geloof. Mijn grootvader was gewoon hem uitlegde dat was gemakkelijk om te weten Jezus bestond , omdat hij overal waar hij keek zag hem . In de ogen van zijn dierbaren , in de regen , in een bloem , in het maanlicht . Mijn grootvader had met deze arts zijn lievelingstekst gedeeld. "Zij die uw naam kennen, zullen op U vertrouwen voor u Heer nooit wie je zoekt verlaten . " Psalm 09:10 .

Zo verbaasd door de genezing van mijn grootvader deze toegewijde Joodse man gaf zijn hart aan Jezus in de aanwezigheid van een man die Jezus genas die waren getroffen door de derde fase darmkanker. Later deze man bracht zijn familie tot Christus ook . Mijn grootvader ging op vele gelukkige en vreugdevolle jaren hebben met onze familie . Oma en opa kregen om hun 50 -jarig bestaan de vernieuwing van hun geloften in een mooie, romantische ceremonie vieren. Ik zal het nooit vergeten , zolang ik leef . Het was 4 februari 1991 , het was een besneeuwde middag . Mijn directe familie ging naar 5:00 massa met mijn grootouders . Bij een kerk had mijn grootouders woonden 40 jaar . Mijn grootvader was een bode daar en had de hele ceremonie geregeld zonder dat een van ons weten. Hij had moeder, vader , mijn broer vertelde , en ik te kleden want we gingen uit eten bij ons favoriete restaurant Friendly's na de kerk .

Mijn broer en ik waren erg enthousiast omdat we genoten van het ijs daar. We ontmoetten mijn grootouders in de kerk op die besneeuwde middag . Tijdens de mis zag ik mijn grootvader was een glimlach van oor tot oor .

Na de mis mijn grootvader sprong de verrassing op ons allemaal. De man die brutale darmkanker had overleefd ging op een knie en oma voorgestelde helemaal opnieuw .

Mijn oma , die een beetje vuurbal die zich op slechts vijf meter en een gewicht van slechts £ 100 was . tranen aanvaard , maar dan sloeg mijn grootvader speels op zijn achterste voor haar niet te vertellen wat hij van plan was te .

Ik moet mijn oma bruidsmeisje te zijn, en mijn grootvader had mijn broer zo goed mens als we tranen , vreugde , er getuige van hoe een Christus gecentreerd huwelijk de meest testen proeven , de meeste stromende regen en meest wankele wegen kon verdragen .

Mijn hoort zwelt nog steeds met geluk als ik me goed herinner hoe mijn grootvader riep oma zijn Florence Nightingale als hij reciteerde zijn huwelijksgeloften opnieuw. Hoe na de mooie ceremonie voorbij was hij trots vertelde alle aanwezigen in de kerk hoe God hem echt genezen.

Voor de jaren na mijn grootvader won zijn gevecht met kanker , kreeg hij te genieten van het bouwen van prachtige herinneringen , kreeg hij te zien zijn kleinkinderen diploma de middelbare school, dans veel polka's met oma en veel nummers te spelen op zijn orgel .

" Geloof nooit weet waar het nodig is , maar het houdt en weet degene die leiding geeft . " Oswald Chambers .

De tweede keer dat mijn grootvader werd gediagnosticeerd met kanker dit keer nier we opnieuw de oorlog verklaard .

Deze keer heeft mijn grootvader was veel ouder en kwetsbaar dan de laatste . Niemand van ons geloofde echter dat God zou gewoon besluiten dat het tijd was voor opa om thuis te komen .

Gezondheid van mijn grootvader daalde zeer snel. Het was een kwestie van weken voordat hij bereden werd bed en mijn grootmoeder werd een full-time verzorger . We hadden alle betrekking op tweede slag van mijn opa met kanker in onze eigen persoonlijke manier . Mijn grootmoeder was gewoon in ontkenning , en geloofde oprecht dat opa beter zou worden . Mijn vader , mijn opa 's enige kind nam de rol van mijn grootvader als familie patriarch zeer serieus en op een dapper gezicht .

Sommigen van ons voelde zich verraden door God en werd boos en verhard.

Persoonlijk heb ik geprobeerd te onderhandelen met God. Elke nacht werd ik " Alstublieft God bidden als je mijn opa beter ga ik naar de kerk elke zondag , zal ik mijn hele salaris te geven aan de kerk , of wat je wilt . " Ik dacht echt dat ik kon God in het helen van mijn grootvader omkopen . Ik dacht dat dat soort daden mijn grootvader kon redden. Wat ik niet besefte , is dat God eigenlijk is het redden van mijn grootvader van de pijn van het lijden met kanker meer.

Mijn opa 's ziekte was een zeer lange en moeilijke. Hij was in en uit het ziekenhuis in en uit hospice , eindelijk in leven . We keken deze groter dan het leven man verliest zijn onafhankelijkheid , waardigheid en vrijheid .

Als hulpverleners hebben we geleerd dat een punt moet komen dat je moet loslaten van je dierbaren , zodat ze kunnen in vrede . Je leert goden zal accepteren . Je leert dat boos of bitter of onderhandelen met god of tranen gewoon niet werken .

Mijn grootvader in zijn laatste dagen heeft ons geleerd dat het ultieme geschenk van de liefde kunt u een persoon met kanker geven is het geschenk van de aanvaarding . Accepteer dat niemand eeuwig leeft , accepteren dat kanker kan niet beroven van de liefde die je hebt voor die persoon , accepteren dat stervende is gewoon een andere vorm van leven , en accepteren dat je geliefde zal ok als je ok met hun diagnose .

Toen mijn opa stervende was we gebruikt om te kijken naar familiefoto's van de tijd die we samen doorbrachten . Zoals we gekeken naar die foto's Ik wist niet dat pas nadat hij weg was dat elke keer als ik herinner me hem vier ik zijn leven . Ik laat het licht van zijn geest schijnen in de wereld .

Hoofdstuk 3

Als assistent ik persoonlijk geleerd dat vrede komt alleen voor uw dierbaren en je wanneer je leert om te accepteren wat moet zijn. Wanneer u afval uw tijd bitter of boos , of onderhandelen met god , of vechten over de artsen de diagnose , u neemt weg kostbare tijd met je geliefde .

"De een verzorger Gebed "

" Heer, ik bid je engelen geef me kracht als ik zwak ben . Een vriend van me houden als ik het gevoel alleen. Een rustige aanvaarding van hart toen je mijn geliefde huis te bellen . Laat mijn dierbaren nalatenschap glans in mijn ogen , laten hun vriendelijke en zachtaardige hart wonen in mijn woorden en daden . Amen. "

" Het is wanneer God lijkt ons te hebben opgegeven dat we onszelf de meeste volledig moeten overgeven aan hem . ' F.Fenelon

Toen mijn grootvader stierf het was bijna alsof mijn grootmoeder ook deden . Mijn grootvader overleed op 5 juli 1995 . Hij werd uiteindelijk vrijgelaten toen mijn grootmoeder ondertekende de orde DNR na weken van bidden voor God om ons gezin te leiden. De dag dat mijn grootvader stierf was het een gigantisch warm en ellendig zomerse dag. Ironisch genoeg of misschien genadig kregen we naar het ziekenhuis om mijn grootvader te zien laat die dag. Wekenlang hadden we naar het ziekenhuis op een vast tijdstip om opa te bezoeken.

 Het was op die dag dat mijn moeder een verzorger zich voor geesteszieken moest overwerken in haar werk .

We hadden gewacht voor mijn moeder om eruit te komen van het werk dus we konden allemaal naar het ziekenhuis rijden samen .

Toen we op de vierde verdieping van het ziekenhuis de deur naar de kamer van mijn grootvader was stevig dicht .

Een jonge verpleegster benaderde ons met een zeer plechtige gezicht te zeggen: " Het spijt me Fred overleed een uur geleden . " Oma uit elkaar viel . Het hebben van een hartaandoening we waren bang dat ze zou gaan instorten . Na kalmeren haar neer noemden we de rest van onze familie te komen afscheid nemen van opa . We wachtten voor hen te komen en ging toen naar de kamer van opa 's samen .

Tot onze verbazing opa volledig en volkomen keek naar vrede .

Zoals we van plan waren onze grootvaders begrafenis van mijn moeder , grootmoeder , en ik kreeg nog een ultieme geschenk van de liefde van God en mijn grootvader . We hadden in een bloemenwinkel gegaan om bloemen te kopen voor de begrafenis.

Mijn oma hield van bloemen. Haar achtertuin zag eruit als een botanische tuin . Favoriete kleuren van mijn grootvader waren geel en rood. Nadat we uitgezocht de bloemen voor de begrafenis en betaald voor hen liepen we uit de bloemenwinkel bij de eigenaar terug belde ons . Hij gaf mijn oma een gele roos, en mijn moeder en ik rode. Hij wist niet dat waren favoriete kleuren van mijn grootvader !

Mijn grootmoeder in haar zeer diepe pijn zag niet wat we zagen in de gave van de bloemen pas weken later . Mijn grootvader had een volledige militaire begrafenis op 7 juli 1995 en werd begraven in Calverton nationale begraafplaats op Long Island , New York .

Nadat we begraven opa, oma voelde zich alleen in een overvolle zaal . Ze kon niet stoppen met huilen , overal waar ze keek herinneringen van mijn grootvader achtervolgde haar ziel . Oma werd erg depressief .

We waren erg bezorgd over haar . Na een paar maanden oma niet beter werd . Het was pas een dag oma las haar bijbel en een schrift draaide haar tranen van rouw in helende regen . De Schrift was john 14:01 " Laat uw hart worden verontrust , vertrouwen in God , vertrouwen ook in mij. "

Vertrouwen, moeten we vertrouwen in onze tranen . Als zorgverleners onze tranen zijn geen teken van zwakte of noodzakelijk rouw. Onze tranen kunnen tranen van aanvaarding , van genezing , van vrede. Het is perfect aanvaardbaar om te huilen . Het is een geschenk te laten onze dierbaren huilen. Omdat mantelzorgers is het belangrijk om een uitlaatklep voor onze gevoelens of onze angsten hebben . Op zoek gaan naar anderen om als je gevoel overweldigd te praten , informatie nodig of gewoon een schouder om op te leunen . Zo veel als we willen superman we niet te zijn . Wij zijn ook maar mensen .

We moeten ook niet vergeten als zorgverleners die we moeten laten onze geliefden hun gevoelens te uiten . Ook al is het misschien moeilijk voor ons om te horen . Laat uw dierbaren praten over hun angsten , daar wensen , hun leven. Het is gezond om een goede huilbui samen .

Hoofdstuk 4

" Als je eenmaal hebt gekozen hoop dat alles mogelijk . " Christopher Reeve .

Hoop dat het geheime wapen van een kankerpatiënt tegen sombere eenzame dagen . Zoals mijn grote oom Willie gelegd in een ziekenhuis sterven aan longkanker hoop werd zijn beste vriend . Net als mijn grootvader , mijn oom was een sterke en trotse man . Een harde werker , die voorzien zijn familie . Oom Willie was een voormalige slagerij , op een bepaald moment in zijn jonge dagen reed hij een team van paarden. Hij werd gediagnosticeerd met kanker toen hij 85 jaar oud was . Net als mijn grootvader mijn oom was vechten tegen de bierkaai met kanker .

Als zijn lichaam verzwakt zijn geest niet. Oom Willie een plan opgesteld om voor zijn familie voordat hij overleed , tot laat ons hopen dat nadat hij weg was . Zoals we bezocht met mijn stervende oom dag na dag herinnerde hij ons hoe bijzonder we waren aan hem en aan god .

Hij deelde met ons familiegeschiedenis te worden doorgegeven aan een nieuwe generatie . Omdat mantelzorgers is het belangrijk om dragers van onze familie wortels , familiegeschiedenis en verhalen . Het is belangrijk om onze geliefden te weten dat familiegeschiedenis zal voortleven . Als zorgverleners kunnen we onze familiegeschiedenis te behouden door het maken van plakboeken , het opnemen van onze geliefden , het schrijven van onze geliefden gedachten op papier , of het maken van fotoalbums . Het helpt onze geliefden te weten dat hoop zal worden doorgegeven . Oom Willie had een zeer kort gevecht met kanker , maar de les die we geleerd hebben van zijn slag is dat iedereen nodig heeft hoop.

Geschiedenis van onze familie bevatten verhalen van hoop . Hoop van onze dromen te slagen, hoop op het vinden van die ene speciale persoon , hopen dat onze kinderen zullen opgroeien gelukkig en gezond .

" Je hebt om te leven niet aan denken . Stap in de mist van de dingen. Proberen en falen en staan en liefde en leren en te vergeven en te vergeten , en zijn durf, en niet in angst leven . "Dit is de les die ik geleerd van mijn champagne en trouwe vriendin Diana , terwijl ze ging haar gevecht met leverkanker .

Diana en ik ontmoette tijdens werken samen in een collage cafe. Diana was deze ongelooflijke liefdevolle ziel die een jong hart had , gaf het beste advies , en maakte dit te sterven kipsalade . Diana was het hoofd te koken in het cafe. Toen Diana vertelde me dat ze had de derde fase leverkanker was ik op een verlies voor woorden . Ik wist niet wat te zeggen , of hoe te handelen rond Diana . Ik viel onmiddellijk in een verzorger rol .

Diana was een onafhankelijke vrouw . Zij was een wandelaar die vijf mijl per dag liep ze veel ouder was dan ik , maar ik heb nooit haar leeftijd wist . Toen Diana ziek begon ik aan moeder en smoren haar . Ik begon haar menigte . Deze onafhankelijke vrouw die altijd zorgde voor zichzelf begon te kwalijk hoe ik haar behandelde . Ze wilde niet te worden vertroeteld .

Op een dag toen ik op bezoek was Diana in haar appartement , ik begon meteen haar zorgen . Ik was het oppakken van een stapel van haar vuile was naar wash.Diana kreeg boos op me zeggen: " Waarom behandel je mij zo? " Haar woorden hield me in mijn tracks . Wat betreft Diana antwoordde ik eerlijk , "Omdat je ziek bent . "

Liefdevolle Diana zat me neer . " Patti , soms het beste wat je voor een persoon met kanker kan doen, is helemaal niets . Soms gewoon met hen is het enige wat je kunt doen . " Ze zei .

Op dat moment drong Diana's woorden mijn dikke schedel . Mensen met kanker wil nog steeds hun onafhankelijkheid . Ze willen niet dat hun keuzes hen ontnomen , alleen maar omdat er ziek. Soms als verzorgers hebben we de neiging om te denken dat we alles moeten doen voor een kankerpatiënt , maar dat is gewoon niet waar.

Mensen met kanker willen hun onafhankelijkheid , is er vrijheid , er keuzes voor zo lang als ze kunnen houden .

Als verzorgers moeten we hun recht om te kiezen respecteren. Kiezen hun eigen beslissingen over gezondheidszorg , laatste wensen , en andere belangrijke dingen . Als zorgverleners moeten we soms leren om terug te trekken en geven onze dierbaren ruimte . Soms is het beste wat we kunnen doen is echt helemaal niets .

Diana's wereldberoemde kipsalade recept.

2 pakketten van kipfilet

1 grote ui gesnipperd chunky

4 stengels bleekselderij fijngehakt

2 grote tomaten in plakjes gesneden

4 theelepels honing

3 theelepels Italiaanse kruiden

1 augurk fijnesneden

5 theelepels mayonaise .

Gekookte kipfilet in een pot met kokend water voor een uur en een half.

Laat kip afkoelen gedurende 20 minuten.

Dobbelstenen kip .

In een grote mengkom voeg honing , mayonaise , ui , augurk, Italiaanse kruiden , selderij en tomaat .

Voeg de kip toe .

Meng twee theelepels mayonaise .

Laat het chill een uur voor het opdienen .

Kan worden geserveerd op roggebrood of volkoren crackers .

Hoofdstuk 5

" Hij plaatste me in een kleine kooi weg van de tuin is redelijk, maar ik moet de liefste liedjes te zingen , omdat hij daar geplaatst me . Niet winnen van mijn vleugels tegen de kooi is het is mijn makers , maar mijn stem verheffen om de hemelpoort en zingen luider nog . " Kyle Sweet .

Dit was de inspirerende gedicht mijn beste vriend Kyle gereciteerd over en weer om haar te helpen door de pijn van het leven met eierstokkanker. Kyle en ik heb nooit persoonlijk ontmoet . Zij was de vrouw van een christelijke rockzanger van een band die ik bewonderde opgroeien. Kyle was mijn penvriend . Kyle was de grote zus heb ik nooit gehad . Onze vriendschap bloeide uit zijn penvrienden geestelijke zusters .

Kyle Rae was een heel spiritueel , het geven , vriendelijk en liefdevol persoon . Toen ik ging door de moeilijkste momenten in mijn leven Kyle en haar man Michael was er voor mij . Ze reikte naar mij en was echt een voorbeeld van de liefde van Christus op aarde .

Hoewel ik geen directe verzorger naar Kyle ik veel geleerd van haar strijd tegen kanker . In tegenstelling tot de andere mensen die ik heb gekend en verzorgd met kanker Kyle slag was een zeer publieke.

Kyle had om kanker te bestrijden elke dag met camera's en verslaggevers die haar omringen . Omdat het een bekende visagist en vrouw van een zanger van een rockband Kyle kon wentelde in zelfmedelijden of gebruikte haar strijd om mensen medelijden met haar familie , maar Kyle niet. Kyle mijn beste vriend gebruikt haar strijd om anderen te helpen bestrijden van kanker .

Kyle sprak openlijk over haar strijd . Ze deelde al werd ze door gaan . Door de verkoop van cd's van haar man genaamd " Touched . 'Ze zamelden geld in voor kankeronderzoek en geld voor Dana Faber Cancer Institute in Massachusetts .

Kyle werd een inspiratie niet alleen om haar vrienden, maar mensen over de hele wereld.

Kyle gebruikt muziek , prachtige poëzie, en de Schrift om het leven van mensen te raken en te genezen ontroostbaar .

Kyles geest , haar warmte , haar vrijgevigheid zal voortleven voor vele jaren te komen . Omdat ik niet wonen in dezelfde staat als Kyle ik was niet in staat om een directe verzorger van haar fysieke behoeften zijn, maar ik was een verzorger op hetzelfde moment . Hoe vraag je?

Wij hoeven niet te worden met de persoon die vorm aan een verzorger . We kunnen een verzorger voor hun emotionele , spirituele of financiële behoeften.

Kyle werd ik een gebed gever . Ik bad voor Kyle op een bepaalde tijd elke dag. Soms is de meest krachtige geschenk dat we een persoon geven is om gewoon voor hen te bidden .

Om gewoon luisteren is een geschenk op zich. Als je een vriend of geliefde die gaat door deze strijd en je kunt niet met hen fysiek er zijn veel manieren waarop u kunt helpen . Een andere manier waarop ik steun mijn vriend Kyle was maakte ik het punt om haar een kaartje e mail of brief te sturen elke week.

Voor een persoon deze ziekte vechten soms alles wat er nodig is om een brief of kaart te maken zou er een beetje helderder ay krijgen . U kunt ook financieel te helpen . Ik wil niet zeggen dat u betaalt medische rekeningen , maar er zijn weinig dingen die optellen tot veel als een gezin is het verzorgen van een persoon met kanker .

Hieronder vindt u enkele suggesties over hoe om te helpen .

1 . Stuur de familie een gift card naar een lokale voedsel op te slaan zodat de familie en de patiënt een speciale maaltijd samen kunnen delen.

2 . Als de patiënt gaat voor chemo behandeling van de patiënt naar een nieuwe badjas en slippers . Dit maakt de patiënt zich als een miljoen dollar .

3 . Veel mensen weten niet dat wanneer een persoon gaat door behandeling kunnen ze niet parfum dragen , of rond een heleboel verschillende geuren . Bloemen zijn mooi, maar soms maakt de patiënt ziek. Dus in plaats van het kopen van bloemen , maar de patiënt een cd speler en een van hun favoriete cd's. Dit zal helpen verlichten van hun ziel als ze gaan door de behandeling.

4 . Als de patiënt een ouder stuur de kinderen een gift card naar een film en vervolgens zorgen voor een verantwoorde oppas om de kinderen naar de film , zodat de patiënt en er partner wat quality time met elkaar kunnen delen.

5 . Bieden om te betalen voor een schoonmaakservice voor een week , zodat de mantelzorger een ding minder zorgen te maken zal hebben .

6 . Indien betrokken bij een kerk groep organiseren sommige mensen om wat werken in de tuin te doen of te koken sommige maaltijden .

7 , het te betalen voor een waarde van gas een week ' voor de familie of de patiënt heen en weer naar de dokter of het ziekenhuis te krijgen.

8 . Betalen voor de parkeergarage of tol .

9 . Bieden om te betalen voor een recept of een medische voorziening .

10 . Bieden om te zitten met de patiënt voor een uur of twee, zodat de zorgverlener kan enige tijd te decomprimeren hebben .

Dit zijn kleine stappen die u kunt nemen om een geliefde te helpen.

De volgende is een lijst van plaatsen waar je kunt een liefde gift doneren om te helpen bij de strijd tegen kanker .

1 . Dana Faber Cancer Institute 10 beek lijn Plaats westen 6e verdieping beek lijn , Massachusetts 02445 tav . partners in moed .

2 . Borstkanker onderzoek 60 oost 56 th Street 8e verdieping New York , New York 10022

3 . Pediatric Cancer Research 9272 Jerome rd . SUITE A - 107a Irvine , Kalf 92.618

4 . American Cancer Fund [813] 490 -4700

Hoofdstuk 6

" De God nu der hoop zal je vullen met vreugde en vrede in het geloven opdat gij overvloedig moogt zijn in de hoop , door de kracht van de Heilige Geest . " Romeinen 15:13

Toen ik mijn man ontmoette Anthony waren we samen werken in een fabriek . Slechts enkele weken na een ontmoeting met mijn nieuwe collega Anthony hij de fabriek verliet om te werken op een andere baan . Ik heb niet gezien Anthony opnieuw gedurende 10 jaar als we weer ontmoet op een blind date .

We hadden onze eerste date in Ruby dinsdag . Tijdens onze eerste date ontdekten we dat we hadden veel gemeen . We werden onafscheidelijk werden verliefd snel , en verloofd slechts twee maanden na onze eerste date.The eerste keer ontmoette ik Anthony's traditionele , warme , grote Italiaanse familie Ik voelde me onmiddellijk aanvaard .

Anthony 's ouders , broers en zussen , tantes , ooms , neven en werd een deel van mijn hart , werden zij een deel van wie ik ben.

Anthony en ik zijn getrouwd op 17 oktober 1999 in een klein land kerk aan de oostkant van Long Island . Het was een perfecte herfstdag . De bladeren begonnen veranderende kleuren , was er een scherpe kou in de lucht , maar het was nog niet de winter . Fall omarmd ons als een oude vriend .

Op die perfecte oktober dag liep ik door het gangpad met zowel mijn vader en moeder aan mijn zijde in mijn lange witte vloeiende trouwjurk als onze kerken koordirigent zong Ava Maria . Ik zag de gezichten van mijn dierbaren stralend van liefde, licht en vreugde .

Twee van die gezichten waren mijn moeder's oudere zus Roberta en oom van mijn man Al, beiden werden zielen liefdevol en beiden vochten kanker.

Tante Roberta had botkanker . Uncle Al had nierkanker . Op mijn bruiloft waren beide kanten van mijn familie zegende die dag een aantal prachtige herinneringen te hebben gemaakt . Het was op mijn bruiloft dat we erachter kwamen dat Anthony's zus Christen zwanger van haar eerste dochter Kassidy Rose was .

Het was ook op mijn bruiloft dat zowel tante Roberta en oom Al was in staat om te genieten van deze prachtige , magische , zorgeloze tijd met hun familie en vrienden .

Omdat mantelzorgers is het zeer belangrijk voor ons om te beseffen dat de patiënt moet een grote , sterke , support systeem . Families , geliefden , vrienden , buren , kerkleden , en klasgenoten moet worden toegestaan om de patiënt te bezoeken voor zo lang als ze willen , zo vaak als ze willen.

Als verzorgers moeten we onze persoonlijke geschillen opzij te zetten met andere familieleden , zodat de patiënt kan genieten van alle leden van hun familie.

Het is belangrijk voor ons als verzorgers om te beseffen dat de patiënt wil reizen , ga dan naar een familie-evenement , een bezoek aan een vriend , naar de kerk gaan , dat ze niet moeten worden beperkt om dat te doen .

Als zorgverleners hebben we de neiging om te willen energie van de patiënt te beschermen of te reserveren voor angst als ze zelf uitput of boos ze kunnen zieker of breken . Niet waar .

Als de patiënt wil gaan en hebben een picknick , gaan zwemmen in de oceaan , naar een feestje gaan , ga dan naar een rockconcert , laat ze . Het is goed voor hun ziel. Het is belangrijk dat ze niet worden herinnerd 24 uur per dag 7 dagen per week dat ze kanker hebben .

We moeten leren dat we de kanker niet kunnen controleren , maar het beheersen van de patiënt . Kanker is wat het is. De patiënten zouden niet moeten stoppen met het leven omdat onze angsten te voorkomen dat ze doen.

Hoofdstuk 7

" De band die je ware familie verbindt, is niet van bloed, maar van respect en vreugde in elkaars leven . " Richard Bach

Iedereen heeft iemand in hun leven die hen inspireert tot grootheid . Voor mij persoonlijk is het god , mijn ouders , mijn grootouders en mijn vierde klas leraar , mevrouw Esteves .

Opgroeien Ik was een speciaal onderwijs student met een leerstoornis dyslexie . Ik werd gepest , gepest , en had niet veel zelfvertrouwen , totdat mevrouw Esteves in mijn leven kwam .

Mevrouw Esteves zag in mij het geschenk dat ik had voor het schrijven. Mevrouw Esteves aangewakkerd mijn passie voor het schrijven door mij aan te moedigen en te helpen mij te overwinnen mijn dyslexie .

Mevrouw Esteves was een echte vriend . Iemand die het shirt afgeven haar rug om iemand in nood te helpen . Ze was een geweldige leraar .

Lang nadat ik werd een middelbare school grad mevrouw Esteves en haar man in contact met mijn familie en ik bleef door middel van brieven , e -mails en telefoontjes .

Zelfs na de heer en mevrouw Esteves met pensioen en verhuisde naar Florida waren ze nog steeds een groot deel van mijn leven . Het verliefde paar zelfs bijgewoond mijn bruiloft .

Een lente- ochtend ging ik naar mijn brievenbus opende het en vond een brief van mevrouw Esteves binnenkant . Krijgen van een van mevrouw Esteves brieven altijd liet me met een warm zonnig gevoel . Met uitzondering van dit schrijven . Mijn hart zonk als ik de woorden , "M. Esteves is gediagnosticeerd met bloedkanker . "

Ik liep in het huis schudden , omdat nog een ander van mijn dierbaren was gediagnosticeerd .

Ik brak het tragische nieuws naar mijn man en ouders . We hadden allemaal een goede huilbui . Woelen in mijn bed die nacht kon ik niet slapen . Iets dat mevrouw Esteves zei in die brief aten weg bij mij.

Nadat ze brak het nieuws dat haar geliefde man had kanker ze vroeg me om haar niet meer te schrijven .

Ik begreep niet waarom . Wat had ik verkeerd gedaan ?

" Goede vrienden zijn als sterren . Je hoeft niet altijd te zien, maar altijd weten dat ze er zijn . "

Wekenlang was ik depressief dat mevrouw Esteves werd me afsluit op een moment dat ze haar vrienden het meest nodig is. Ik had haar een paar keer na ontvangst van haar brief geschreven. Ze wilde niet terug te schrijven . Haar stilte scheurde mijn hart . Ik bad voor haar en de heer Esteves . Ik wilde dat God me een antwoord op de vraag waarom ze niet willen dat ik in haar leven niet meer geven . Het antwoord dat ik op zoek was kwam in een zeldzame en onverwachte vorm .

Een van mijn oude klasgenoten had me opgezocht op de lijn en contact met me . Het was een klasgenoot die ooit een groot deel van mijn leven was geweest, maar we hadden niets gemeen meer. Terwijl ik luisterde naar mijn klasgenoot zwerftocht op over zijn saaie baan ik me realiseerde dat mevrouw Esteves niet probeerde om me te kwetsen toen ze schreef wat ik dacht was haar laatste brief aan mij . We waren een prachtig deel van elkaars verleden, maar we werden geconfronteerd met twee zeer verschillende toekomsten .

Mevrouw Esteves was steeds een full-time verzorger proberen te knijpen in elke laatste moment dat ze kon met haar man . Ik was op reis in een heel andere weg . Mijn toekomst was vol ambities en plannen .

Toekomstige mevrouw Esteves was vol zorgen , opoffering , en het verzorgen van een zieke man .

Ik heb geleerd van de heer Esteve strijd tegen kanker die soms de bewegende ding dat je kunt doen is om uit te stappen van het leven van een persoon en geef ze de ruimte, terwijl ze gaan door deze reis . Soms zijn ze gewoon tijd nodig . Soms moeten ze gewoon om alleen te zijn om erachter te komen is er een weg door het doolhof van pijn en verwarring .

Ik hoorde van mevrouw Esteves voor twee jaar. En op een dag opende ik de brievenbus een brief van haar te vinden .

Mr Esteves was gegaan om met de heer. Mevrouw Esteves had haar weg terug naar de persoon die ze was voordat kanker legde haar leven in de wacht gevonden . Ik weet dat het niet gemakkelijk is om iemand te zien worstelen met het beest en hebben ze je buitengesloten . Het lijkt misschien alsof ze egoïstisch of betekenen , maar ze zijn niet . Ze tijd om te navigeren door het opladen van water ze zwemmen door hoeft alleen .

" Jezus genas velen die verschillende ziektes . " Mark 01:34 .

Soms zijn de belangrijkste lessen in het leven zijn de meest pijnlijke .

In het proces van het schrijven van dit boek ontmoette ik een man, een vreemdeling op straat die zo diep raakte mijn hart dat ik niet kon laten dit moment passeren zonder hem te noemen . Zijn naam was Peter . Peter was waarschijnlijk in zijn vroege jaren dertig . Hij zat in een rolstoel en had zeven verschillende soorten kanker overleefd .

Vanaf het moment dat ik Peter ontmoette ik voelde zijn positieve energie stroomt door hem heen . Peter was een grote broer , liep zijn eigen bedrijf , en kocht rolstoelen voor mensen die ze niet konden veroorloven . Aan de voorzijde van een christelijke boekhandel waar ik Peter ontmoette hij leerde me een zeer waardevolle les in vergiffenis .

Zoals we praatten Peter aan mij geopenbaard dat toen hij werd gediagnosticeerd met kanker zijn vrouw kon niet omgaan met het en liet hem voor een andere man . Toen ik vroeg Peter of hij in staat om zijn vrouw keek hij me vergeven was en zei: " Als Jezus in staat was om mijn zonden te vergeven , zou ik niet een ander vergeven? "

Tijdens ons gesprek over vergeving , Peter aan mij geopenbaard hoe belangrijk het was om hem te weten dat hij in staat om alle mensen in zijn leven die hem gekwetst had vergeven was , en hoe hij moest worden vergeven door de mensen die hij gekwetst .

Dit brengt mij tot een zeer belangrijke conclusie , als verzorgers ik denk dat we moeten ervoor zorgen dat de mensen die we zijn het verzorgen van weet dat wij hen vergeven hebben voor pijn uit het verleden , fouten, en wrok .

Vergeving is zeer krachtig . Als je een terminale ziekte en het gevoel dat je meedogenloos voor iets wat je hebt gedaan zal u in beroering en uw hart zal niet in vrede zijn . Als u te maken met een ziekte als kanker geloof ik het beste geschenk dat je kunt uw dierbaren geven is om hen te vergeven voor je pijn en vraag hen om vergeving ook.

Hoofdstuk 8

Gebed van St. Francis .

" Heer maak mij een instrument van uw vrede , waar haat is laat mij liefde zaaien , waar sprake is van letsel vergeving , waar sprake is van twijfel , geloof , waar wanhoop is hoop , waar duisternis licht , en waar sprake is van verdriet vreugde , vader geve, dat ik niet kunnen proberen te troosten als een console, moet worden begrepen als te begrijpen , bemind te worden als de liefde, amen . "

" Humor is onze manier om onszelf te verdedigen tegen het leven absurditeiten door te denken absurd over hen " . Lewis Mumford .

"Ik ga naar het ziekenhuis om mijn tweeling te leveren. " Mijn collega Jane zei als ze sprak over het hebben van haar dubbele borstverwijdering . Jane werd gediagnosticeerd met borstkanker een januari dag vlak voor komen werken op een kinderdagverblijf . Jane, mijn moeder en ik werkten samen bij een kinderdagverblijf in Georgië met twee jarigen .

Jane die altijd een glimlach op haar gezicht , een lied in haar hart , en een veer in haar stap terloops brak het nieuws naar ons met een positieve houding en humor .

Toen Jane vertelde ons over haar kanker was het moeilijk om niet te geloven dat Jane het beest niet zouden slepen door het haar er het recht in de ogen en lachen in zijn gezicht. Jane zou kanker overwinnen en zou humor te gebruiken om dit te doen. Jane positieve houding hield ons allemaal positief.

Ze leerde ons dat het ok was om te lachen om kanker. Ze leerde ons dat alleen maar omdat een persoon kanker het betekent niet dat ze een doodvonnis . Ze leerde ons dat God in controle is en zal ons niet in de steek .

Het was Jane die eigenlijk bij elkaar gehouden haar vriendenkring . Ze zou niet laten elkaar ons vallen . Nadat Jane haar dubbel verwijdering ging bij haar op bezoek in het ziekenhuis en ze me in een deuk . Ze vertelde me dat ze niet willen dat mensen huilen voor haar.

Als zorgverleners en patiënten als we moeten niet vergeten het is prima om lachen. Lachen is echt het beste medicijn . Ik geloof echt dat het de lach van haar vrienden , familie , en haar eigen, dat Jane een overlevende van borstkanker heeft gemaakt .

Hoofdstuk 9

" God geneest een gedicht voor de overlevenden van borstkanker . "

" Weet je nog dat je de woorden gehoord en je was in een zwarte zee van ellende geworpen , God geneest . Vergeet niet in je eenzaamheid en pijn , God geneest . Vergeet niet vrienden gebeden , uw families aanmoediging, een glimp van hoop uit engelen , God geneest . Rustig hoor je God nu fluisteren , zal ik genezen . "

Borstkanker middelen .

City of Hope Cancer Center in Los Angeles , Californië

Telefoonnummer 1-800-826-4673

Memorial Sloan Kettering Center New York City

Telefoonnummer 1-800-525-2225

Kanker steun groep

Rabloch Cancer Foundation Inc

Bloch kanker Een H. en R. Block Way

Kansas City, Mo 64105

Telefoonnummer 1-800-433-0464

Locks of Love

234 Southern Blvd .

West Palm Beach, Florida 33405

Telefoon 561-833-7332

oncologische zorg

Telefoonnummer 1-800-813-4673

Ze hebben kantoren in New York , New Jersey en Connecticut .

financiële hulp

1-800- 813- Hoop

Dit nummer biedt financiële hulp voor mensen met een laag inkomen .

Cancer Treatment Centers of America .

Telefoonnummer 1-888-767-0247

Counseling

Fran plaats

Telefoon 949-474-4337

oncologische zorg

Telefoonnummer 1-800-813-4673

" Toen je geboren werd je huilde en de wereld verblijd . Leef je leven , zodat wanneer je sterft de wereld huilt en je verheugen. " De oude Cherokee expressie.

Papa, vader , Pa , Papa, alle woorden die je altijd een veilig gevoel , warm , gelukkig, mooi en geliefd. Mijn vader , mijn vriend , mijn held , mijn vertrouwen , mijn leraar , Bernie Leudeman was een man met geen spijt. Hij hield , hij verloor , en hij leefde .

Als ik denk aan mijn vader , de Frank Sinatra nummer " My Way ". Gaat om mind.My vader was hartstochtelijk over het leven . Hij was een harde werker , trouwe vriend , liefdevolle vader en toegewijde echtgenoot . Hij hield van tuinieren net als zijn moeder. Hij hield van dieren , net als St. Francis . Hij hield van snelle auto's, CB radio's , vis , en muziek .

Vader droeg veel hoeden . Hij begon zijn loopbaan verkopen pretzels met zijn vader in Madison Square Garden . Werd een trotse ondernemer, en uiteindelijk afscheid van Pilgrim State Hospital op Long Island , New York in de vroege jaren 1990 .

Vader en moeder ontmoet op een blind date . Ze trouwden op augustus 22,1970 in een prachtige ceremonie .

Vader en moeder had twee kinderen , mijn broer en I.

Papa kreeg de bijnaam " The Bull" omdat hij een sterke band man . Hij had een bulderende stem , blauwe ogen en blond haar . Hij werd geboren op 25 oktober , l942 in Brooklyn , New York en stierf 27 september 2006 , een ander slachtoffer van kanker .

De dood van mijn vader was ontijdige , schokkend , en de meest pijnlijke voor mijn familie . Na mijn ouders gepensioneerde mijn familie verhuisd van New York naar Georgië . Vader hield altijd cowboys , Westerns , en cowboy muziek zo verhuizen naar het Diepe Zuiden was een droom die uitkomt voor hem.

Hoofdstuk 10

" Het maakt niet uit wie je houdt , waar je van houdt, waarom je van houdt, als je van houdt, of hoe je van houdt, het maakt alleen maar waar je van houdt . " John Lennon .

Mijn ouders kochten een charmante 3 slaapkamers en 2 badkamers land ranch met een grote achtertuin in een prachtige kleine stad in het zuiden . Ze werd al snel aangenomen zuiderlingen . Vader hield van werken in zijn bloementuin, spelen met zijn lab in de achtertuin , en zittend op zijn veranda luisteren naar muziek. Vader was het beeld van perfecte gezondheid .

In de zomer van 2006 mijn man en ik was van plan een familiereünie . Het was mijn ouders 36 huwelijksverjaardag komen en mijn jongere nichtjes verjaardag , deelden zij de speciale dag .

Mijn schoonfamilie , nichten , en mijn broer vloog vanuit New York voor het grote evenement . De familie bracht de week verkennen van de bezienswaardigheden rond Atlanta en gewoon een geweldige tijd samen .

Op de dag van de verjaardag van mijn ouders en mijn nichtjes verjaardag hadden we een leuke viering . We dansten , lachten , aten en zong in mijn huis . Het was een gelukkige tijd voor ons allemaal .

Toen de week kwam er een eind we waren triest om te zien de rest van onze familie gaan, maar we wisten dat we zouden hen snel weer te zien . Op weg naar huis uit te laten vallen onze gasten op de luchthaven mijn vader , die het rijden was begonnen te klagen over pijn in de schouder .

Hij dacht dat het artritis. Papa ging naar huis en rustte .

De volgende dag mijn man en ik ging aan het werk . Toen ik thuis kwam was er een boodschap op mijn antwoordapparaat van mijn moeder . "Papa kan zijn arm of been niet bewegen , ik denk dat hij een beroerte . Gehad" , zei mama . Mijn man en ik reed naar huis van mijn ouders.

We hebben geprobeerd om mijn vader te overtuigen om naar het ziekenhuis .

Vader weigerde , net af te borstelen .

Later die avond mijn vader kreeg veel erger . Hij kon niet lopen en had echt erge hoofdpijn . We noemden 911.At het ziekenhuis de artsen liep allerlei tests vader. Ik zal nooit het moment vergeten de dokter kwam naar de kamer van mijn vader en vertelde mijn moeder , man en ik dat vader had hersenkanker en er was niets dat ze kon doen. Alles gestopt. Ik herinner me horen schreeuwen en ik wist niet eens dat het geschreeuw kwamen van mij . Ik herinner me mijn man bijna flauwvallen en mijn moeder draaien wit als een spook . Dan herinner ik me vader de rots van onze familie . Ik herinner me de exacte woorden die hij zei tegen de dokter .

" Hoe lang heb ik nog? " Vroeg hij als eerste.

De jonge dokter keek me.My man sloeg zijn armen stevig om me heen. " Misschien een week . " Zei de jonge dokter . " Ik wil naar huis om te sterven ' , zei vader tegen moeder.

Later die avond mijn broer vloog terug naar Georgië. Ik herinner me hoe verwoeste hij was . We zaten in stilte als reden we terug naar het huis van mijn ouders te wachten tot hospice om een ziekenhuisbed voor mijn vader in de woonkamer . Ik herinner me mijn broer en ik kon niet naar elkaar kijken uit angst dat we misschien in huilen uitbarst . We konden elkaar niet troosten , er waren gewoon geen woorden te zeggen .

De volgende dag mijn vader kwam thuis van het hospice bed . Ik viel gewoon uit elkaar .

Moeder, mijn broer en mijn man bleef sterk .

Mijn vader maakte ons duidelijk zijn laatste wensen . Hij vertelde ons alles wat hij moest zeggen . Er waren geen woorden over onuitgesproken tussen ons , geen tranen unshed , geen excuses niet given.We had zowel een katholieke priester en een methodistische priester geven vader laatste sacramenten .

Een week tot de dag dat mijn vader werd gediagnosticeerd met hersenkanker, stierf hij .

We waren niet voorbereid op deze financieel en emotioneel . Toen vader stierf we hadden geweten dat hij wilde een katholieke mis hebben, want hij was een streng katholiek en hij wilde ook mijn pastor aanwezig bij de uitvaartdienst . Samen de katholieke en methodistische predikanten voorgevormde een ontroerend gedenkteken massa om de ziel van mijn vader terug naar God te sturen .

Vader werd begraven in New York naast zijn ouders .

Nadat vader stierf voelde ik me verloren , verraden , en erg eenzaam . Ik was niet mentaal voorbereid om mijn vader te verliezen. Ik had echt een harde tijd om over zijn dood.

Praten over mijn vader geholpen . Gaan naar plaatsen die we gebruikt om samen te gaan helpen . Met een foto van hem op het dashboard van mijn auto geholpen .

De belangrijkste les die ik geleerd van de dood van mijn vader is dat je nooit alleen bent in je verdriet . Ook al voelde ik me alleen er waren mensen daar te helpen .

Iedereen gaat door het rouwproces anders . Niemand heeft het recht om u te vertellen om rouw te stoppen . Kan me niet schelen als het een dag of tien jaar geleden is dat u uw geliefde verloren . Er is geen vaste hoeveelheid tijd die normaal of niet normaal om te rouwen voor uw geliefde .

Het is hetzelfde als je zijn gediagnostiseerd . Iedereen reageert anders op hun diagnoses en dat normaal . Een andere les die ik geleerd van de dood van mijn vader is , ongeacht hoeveel pijn je bent in het leven zal gaan. Je zult een manier om verder te gaan vinden .

Er zijn zeven stadia van rouw . Ze zijn als volgt ;

1 . schokken

2 . ontkenning

3 . Afdingen

4 . schuld

5 . boosheid

6 . depressie

7 . Acceptatie.

Wat kunt u doen als u een geliefde verloren ?

Hier zijn enkele suggesties om het genezingsproces te beginnen .

1 . Zorg voor voldoende slaap .

2 . Oefening .

3 . Zorg ervoor dat je eet .

4 . Vermijd drugs en alcohol .

5 . Word lid van een steungroep .

Het is zeer belangrijk in deze moeilijke tijd die je slapen. Als je wakker gevoel uitgeput je geest in niet in staat om u te helpen genezen . Je zult merken dat je meer prikkelbaar , meer depressief , en gevoeliger . Slaap helpt je te ontspannen en te genezen van de geest.

Oefening . Gedurende deze tijd oefenen de sleutel tot genezing zijn. Het geeft stress en spanning . Het zal u helpen uw pijn te vergeten.

Ik weet dat het moeilijk voor u om nu te eten, maar je lichaam heeft voedsel nodig . Grief besteedt een enorme hoeveelheid energie . Zonder voedsel je lichaam zal worden afgebouwd en zeer zwak.

Vermijd drugs en alcohol . Het kan u helpen om uw pijn te vergeten voor een tijdje, maar de harde koude waarheid is dat het niet breng je geliefde terug . Het vernietigen van uw eigen gezondheid zal alleen toe te voegen aan uw lijden.

Word lid van een steungroep . Er is geen schande in het toelaten van je pijn . Mensen zullen je pijn te begrijpen , omdat ze gaan door het ook.

De volgende zijn enkele voorbeelden van hoe je een geliefde te eren .

1 . Plant een bloementuin . Voor elke verjaardag of jubileum planten een bloem in het geheugen van je geliefde .

2 . Verzamel grappige verhalen , herinneringen of foto's v an andere familieleden , vrienden , en collega's van je geliefde en maak een speciale plakboek ter ere van wat ze bedoelden jullie allemaal .

3 . Vernietiging van een speciale plaats en tijd om uw geliefde te praten elke dag. Ze zijn in je hart en altijd zal zijn .

4 . Schenk aan uw geliefde favoriete goede doel .

5 . Stop niet met het vieren van uw dierbaren verjaardag, jubileum , of speciale dagen dat er iets voor hen betekende . Uw dierbaren zijn een deel van wie je bent en elke dag moet worden gevierd .

Zoals mijn familie , geliefden en ik gingen door deze reis samen vonden we dat muziek echt hielp ons op de dagen voelden we ontmoedigd . De volgende is een lijst met songs die ik in elkaar gezet om te helpen tillen uw geesten . Dit waren liederen mijn dierbaren als ze zouden gaan voor behandeling , nummers die we gebruikt om ons comfort en rust te geven en om onze beschermengelen roepen .

1 . " A Wonderful World " van Louie Armstrong .

2 . " Somewhere over the rainbows ' van Judy Garland .

3 . "Het is een mooie dag " van U2

4 . " Het is mijn leven 'van Bon Jovi .

5 . ' True Colors ' van Cindy Lauper .

6 . " Ze heeft een manier 'van Billy Joel .

7 . ' Eerlijk ' van Stryper .

8; " vrienden" van Michael W. Smith

9 . " I will survive 'van Gloria Gaynor .

10 . "Vrede in de vallei ' van Elvis .

11 . " Je bent zo mooi 'van Joe Cocker .

12 . " Aint no mountain high enough" van Diana Ross .

13 . "Walking on sunshine " van Katrina en de Golven.

14 . "Ik ben te sexy " door Right Said Fred .

15 . "Circle of life" van Elton John .

Ik dacht dat het interessant zou zijn als ik aan dit boek toegevoegd sommige van mijn dierbaren favoriete recepten .

Chocolade dip aardbeien .

Een zakje van semi - zoete chocolade chips .

Een pint aardbeien , gewassen .

Plaats chocolade chips in een middelgrote medaille kom verdeeld over een saus pan met kokend water . Roer tot het gesmolten is . Dip aardbeien laat afkoelen . Een uur .

Kip en Cole slaw wrap.

Men kan van dikke witte kippenvlees .

Een kopje slaw .

Men kan van gemalen ananas .

Twee meel Tostitos .

In een kleine mengkom voeg de kip , Cole slaw , en ananas . Roer , dek af en refirgete gedurende minstens 25 minuten . Naar boven dienen elk torilla met mengsel . Genieten .

Noedels en blaffende honden .

Een pakket van hotdogs .

Een doos met schelpen.

Een pond geraspte Amerikaanse kaas .

Zout en peper.

Twee blikje s van tomatensaus .

Koken hotdogs in kokend water gedurende tien minuten.

In een aparte kokend water koken schelpen tot ze zacht zijn . Snijd hotdogs . In een groot dienblad een blikje tomatensaus op de bodem van de lade . Combineer hotdogs kaas , zout en peper , en schelpen in een lade . Zet tweede blikje tomatensaus bovenop. Bak op 400 graden gedurende 45 minuten .

Gedurende mijn dierbaren gevecht met het beest we veel gebeden . De volgende zijn geschriften dat gaf ons de meeste kracht , bemoediging en troost terwijl we in onze vallei .

Hoofdstuk 11

" En dat is Christus in u de hoop der heerlijkheid . "

Kolossenzen 1:27

" . Hij bezorgt de in zes benauwdheden , ja en in de zevende zal weten, het kwaad u " Job 5 : 19

" Mijn vlees en mijn hart bezwijken , maar God is de kracht van mijn hart en mijn Deel in eeuwigheid " . 73:26

"Want de Heere zeide tot het huis Israëls, te zoeken ja ik en gij zult leven . " Amos 5:04

" . Want door de genade zijt gij zalig geworden door het geloof en niet van jezelf behouden worden, is Gods gave " Efeze 2 : 8

" Wees sterk en Hij zal uw hart versterken alles wat hoop in de Heer . " Psalm 31:24

"Al zal uw gebed maken tot Hem en Hij zal u horen. " Job 22:27

"Ik zal u wederom zien en uw hart zal zich verblijden en uw blijdschap niemand zal stelen . " Johannes 16:22

" Want gij zult mijn kaars aan te steken , zal de Here God mijn duisternis te verlichten. " Psalm 18:28

' Maar indien iemand lijdt als een Christen die schame zich niet , maar verheerlijke God voor hem . " Peter 04:16

"Want ik zal de gezondheid te herstellen tot u en Ik zal u van uw plagen genezen , zei de Heer . ' Jeremia 30:17

"Vrees niet . " Koningen 06:16

Voordat ik sluit dit boek heb ik nog een ding dat ik zou willen bespreken. Dat is hoe je een zorgverlener te bedanken . Hier is een lijst met suggesties over hoe de artsen, verpleegkundigen , thuis gezondheid assistenten , pastors , en therapeuten bedanken.

1 . Noem zorgverleners naam in een Thanksgiving zegen.

2 Geef de zorgverlener een vrije dag met behoud van loon .

3 Stuur de verzorger een klein cadeautje en opnemen in een notitie waarom ze zo'n speciale verzorger .

4 . Stuur voedsel aan de inrichting waar de zorgverlener werkt .

5 . Maak een donatie in de verzorgers naam .

6 , gewoon bedanken.

" Kanker kan niet "

Kanker cant kreupele liefde.

Het kan niet hoop verbrijzelen .

Het kan geen geloof .

Het kan niet eten weg hoop.

Het kan niet vertrouwen vernietigen.

Het kan niet vriendschap doden .

Het kan niet herinneringen vervagen .

Het kan niet de ziel binnenvallen .

Het kan het eeuwige leven niet verminderen .

Het kan uw innerlijke licht niet uitdoven .

Het kan uw geest niet stelen .

Het kan niet les de kracht van de goden genezing .

Kanker kan je sterker maken .

Het kan je elke zonsondergang koesteren.

Het kan je bidden.

Het kan je geloven in wonderen .

Het kan je jezelf door de ogen van god .

Mijn dagboekje . Gebruik dit om de Schrift , gebeden , gevoelens of gedachten op te schrijven .

1 . Ik ben mooi omdat.

2 . Ik kan verslaan kanker omdat .

3 . Mijn strijd tegen kanker zal anderen te helpen omdat.

4 . Geschriften die me aanmoedigen zijn .

5 . Mijn kanker strijdlied is .

6 . De redenen waarom ik zal niet opgeven zijn .

7 . Ik heb hoop omdat.

8 . Mijn gebed is .

9 . Lessen die ik geleerd van kanker zijn .

10 . Een boodschap die ik wil mijn familie te vertellen .

11 . Mijn laatste wensen zijn .

12 . Mijn favoriete nummers zijn .

13 . Wat ik wil dat de wereld weet over mij is .

14 . Dingen die mij rust geven zijn .

www.ingramcontent.com/pod-product-compliance
Lightning Source LLC
Chambersburg PA
CBHW080348290526
45791CB00009BA/2781